Santiago Box Davó

Formación sobre la muerte para profesionales de cuidados paliativos

RESUMEN:

Introducción: Una cuestión tan trascendental como la muerte precisa de una preparación adecuada para aquellas personas que tratan directamente con ella, destacar de este grupo los profesionales que trabajan en los servicios de cuidados paliativos. Este aprendizaje influirá de manera eficaz en los pacientes o personas que se encuentran en situaciones cara a la muerte y su entorno que le rodea, porque los cuidados que se prestarán serán de mejor calidad, desde el punto de vista biopsicosocial.

Objetivo: Examinar la literatura disponible acerca de la efectividad de la formación en las unidades de cuidados paliativos para reducir el nivel de ansiedad y miedo y mejorar las actitudes en los profesionales de enfermería.

Metodología: Se obtuvieron gran variedad de estudios a la hora realizar diferentes búsquedas electrónicas en las bases de datos como: Medline, CINAHL, PsycInfo. También se llevaron a cabo búsquedas de manera manual y se llevó a cabo un rastreo de referencias. Finalmente, se incluyeron en el estudio un total de 16 artículos con origen de distintos países para la investigación y respectivo análisis de los datos obtenidos. En dicho análisis, se tenían presentes en todo momento dos variables: emociones y actitudes de los profesionales ante el tema de la muerte.

Resultados: Del conjunto de estudios seleccionados cabe destacar que todos mostraron diferencias estadísticamente relevantes en la actitud y comportamiento reduciendo los valores de ansiedad y miedo hacia la muerte ($p \leq 0.05$), una vez llevado a cabo el plan de formación

ÍNDICE:

Santiago Box Davó

Formación sobre la muerte para profesionales de cuidados paliativos

Revisión de la bibliografía: Para reducir los miedos y mejorar las actitudes en los profesionales de cuidados paliativos

Editorial Académica Española

Imprint
Any brand names and product names mentioned in this book are subject to trademark, brand or patent protection and are trademarks or registered trademarks of their respective holders. The use of brand names, product names, common names, trade names, product descriptions etc. even without a particular marking in this work is in no way to be construed to mean that such names may be regarded as unrestricted in respect of trademark and brand protection legislation and could thus be used by anyone.

Cover image: www.ingimage.com

Publisher:
Editorial Académica Española
is a trademark of
International Book Market Service Ltd., member of OmniScriptum Publishing Group
17 Meldrum Street, Beau Bassin 71504, Mauritius
Printed at: see last page
ISBN: 978-620-3-03548-3

AGRADECIMIENTOS

La pandemia mundial del coronavirus supera los 2,12 millones de muertos en todo el mundo. Solo en España supera la cifra cincuenta y ocho mil fallecidos. Estos son los datos a día de hoy, primer día de febrero de 2021 donde los sanitarios y el mundo sigue luchando.

Por ello, agradecer el trabajo a todo el personal sanitario, que hasta este momento tantas veces se les ha ignorado y maltratado. A todos ellos, que han estado acompañando y cuidando a los pacientes en todo y hasta el final.

También a mis familiares y al resto de personas que han estado observando el tiempo pasar sin poder hacer nada, sintiéndose impotentes. Y cómo no, a los animales de compañía, que son victimas de no comprender lo que pasa, en especial a Fito.

A todos ellos, que han hecho lo imposible por cumplir las normas y evitar que el virus se propague. ¡Gracias!

El Tren Huracán

"Fui a los bosques porque deseaba vivir deliberadamente;

hacer frente sólo a los hechos esenciales de la vida

y ver si podía aprender todo lo que ella me tenía que enseñar.

No quería descubrir a la hora de la muerte que no había vivido."

Henry David Thoreau – Fui a los bosques

sobre la muerte en estudiantes y profesionales de enfermería en las unidades de cuidados paliativos.

Conclusión: Las actividades llevadas a cabo sobre la muerte y los cuidados paliativos evidencian que es posible la disminución de los niveles de ansiedad y miedo de los profesionales que trabajan en las unidades de cuidados paliativos, además de llevar a cabo cambios en las actitudes y comportamientos hacia la muerte.

Palabras clave: cuidados paliativos, muerte, educación continua en enfermería, ansiedad, personal de enfermería.

INTRODUCCIÓN:

1. Conceptualización sobre la muerte

La actitud del ser humano acerca de la muerte ha sufrido cambios, ha transcurrido por distintas etapas conceptuales a lo largo de la historia, ya que han habido cambios significativos en el modo de hacerle frente. Desde la Alta Edad Media, dónde se contemplaba la muerte de una forma más "doméstica", es decir, más cercana, lentamente ha ido evolucionando hacia otra manera de contemplar la muerte. En la actualidad, sobre todo, se intenta lograr una "muerte digna" y al mismo tiempo se la distancia del contexto familiar. Y, además, este acontecimiento, la muerte, no deja de ser un momento embarazoso, un escenario que sobrepasa nuestros esquemas y del mismo modo se presenta como una situación de frustración, la cual no se puede impedir. [3, 9, 12]

A lo largo de la evolución sobre el conocimiento y pensamiento acerca de la muerte, han aparecido cambios, el traslado de tumbas, nichos y criptas desde las propias poblaciones hasta los exteriores de la mismas (comenzó durante el tiempo de Napoleón con el objetivo de mejorar la salud e higiene), el origen del fallecimiento (que comprenden la transición de las enfermedades infecciosas a crónicas/degenerativas), la orientación (desde la espiritualidad hasta el desarrollo científico-técnico), calidad de vida, sentencias legales... [3, 5, 6, 12]

El mundo actual, a pesar de los avances conseguidos en torno a este tema, aún da lugar a tener una tendencia a replicar, rehusar, e incluso a ocultar la muerte. [9, 12, 13, 28]

Actualmente, existen dos vertientes en referente a la muerte, desde la perspectiva de su juicio: [3]

1.   Rechazo o refugio: Es la más conocida, ya que el acontecimiento de la muerte se ha escondido, distorsionado o camuflado por su rotunda negación.

2.   Deseo o propósito integradora o educativa: Un pequeño grupo observa la muerte como una fase de la propia vida, algo que se debería estar presente pues es inevitable. El ser humano nace y está abocado a la muerte, *"la evolución de la conciencia es irreversible, pero no gratuita."* - J.L. Coll (1976)

De esta misma manera ha ido evolucionando el concepto de la muerte con el transcurso del tiempo. Además, se han definido nuevos conceptos acerca de la muerte de distintos autores, entre estas nuevas acepciones se encuentran: [6, 11]

Muerte fisiológica: Hace referencia a las funciones de los órganos vitales cuando cesan y no hay modo de revertirlo y de mantener al organismo.

Muerte clínica: Momento en el cual la actividad cerebral concluye, a pesar de que es posible mantener algunos órganos en funcionamiento mediante ayuda artificial. En este instante, es cuando se interrumpe el funcionamiento como una entidad cuerpo-mente.

Muerte sociológica: Se refiere a las etapas de la enfermedad y situaciones de agonía que padecen los pacientes terminales al contemplar la muerte de una manera solitaria, es decir, no tienen apoyo ni sostén de su ámbito más cercano.

Muerte psicológica: Después de una gran batalla, o no, trata del momento en el cual, el paciente no se opone a la muerte, si no que acaba aceptándola. Este momento se anticipa a la muerte fisiológica.

2. Actitudes hacia la muerte

La muerte representa probablemente un gran miedo para las personas y eso se traduce como miedo y dolor a los cuales deben enfrentarse, normalmente. Esto influye tanto al enfermo como a su ámbito familiar. Algunas teorías, como las freudianas, hablan acerca de cómo las personas usan técnicas de defensa, para evitar y contraponer la existencia de su propia mortalidad y sus miedos sobre la muerte, despreocupándose totalmente. Este comportamiento de protección o defensa es el origen de la distancia que los individuos crean entre la vida y la muerte. [9, 11, 13, 20, 21]

Las personas no tienden a relacionar o entender la muerte física como una etapa más de la vida, pero la imagen que tienen acerca de la muerte contribuye en la actitud que tienen ante la vida. [11, 13, 20]

Una buena actitud y concepción sobre muerte dará lugar a una mayor paz cuando este acontecimiento se acerque, frente a la ansiedad y el miedo, siendo las dos respuestas emocionales más relevantes y frecuentes que aparecen durante el proceso de morir: [21, 24]

1.) <u>Ansiedad ante la muerte</u>: Esta situación se define como aquella conducta en la que la muerte da lugar a un malestar emocional.

Eso se presenta como un cúmulo de comportamientos y emociones que se entienden por reacciones psicológicas perjudiciales como pueden ser: alarma, intimidación, inquietud, ira, trastornos, daño, miedo entre otras emociones. [21, 24]

2.) <u>Miedo ante la muerte</u>: El temor a la muerte, o también conocida como tanatofobia ("thantophobia"), de origen griego: "Thánatos" (muerte) y la "Phobia" (miedo o terror). Algunos autores refieren que se puede interpretar como un conjunto de elementos como son: miedo al proceso de morir, temor a la muerte temprana, miedo de sentirse un deshecho, pavor a lo extraño, el terror de los difuntos. [21, 24]

Estas emociones se observan en los pacientes a lo largo del transcurso de la muerte debido a que van pasando por distintas etapas, en las cuales, el comportamiento y actitud del paciente en situación terminal va sufriendo cambios con el paso de una etapa a otra. Hay cuantiosas propuestas acerca de los estadios por los que evolucionan los pacientes hasta llegar su momento final, pero no hay cohesión pues varían entre autores. [6, 11]

Depende de en qué etapa se encuentre el paciente existen cinco patrones o modelos de muerte vinculados con estas. En estas etapas se pueden ver las diferentes actitudes de las personas según la situación del paciente: [6, 11]

<u>Patrón uno</u>: Fase terminal que da comienzo cuando el paciente acepta la muerte (muerte psíquica) ya que es imposible curarle o revertir la situación. Llegado a este momento, el entorno próximo a él se empieza a distanciar (muerte sociológica), el cerebro cesa su actividad (muerte clínica) y, para concluir, el organismo sucumbe (muerte fisiológica)

<u>Patrón dos</u>: Situación donde las personas, a pesar de no haber fallecido, comienzan a huir o alejarse del paciente para negar el acontecimiento que no se puede impedir, la muerte (muerte sociológica). Este momento continúa con la muerte psíquica, seguida de la fisiológica.

Patrón tres: El paciente no acepta la muerte al igual que su entorno cercano. Esto da lugar a un gran asombro y pánico en el momento que llega.

Patrón cuatro: En esta etapa, el enfermo no desea seguir viviendo, es decir, muerte psíquica. Esto da lugar a que se presente una situación de rechazo social a pesar del esfuerzo de su entorno más próximo por ayudarle a aferrarse a la vida.

Patrón cinco: Trata sobre el rechazo social al mantenimiento artificial del cuerpo tras fallecer.

El paciente terminal puede tomar un comportamiento diferente con el transcurso de las distintas etapas, y la actitud que adopta puede influir de manera positiva o negativamente en los sanitarios en el momento de llevar a cabo los cuidados a los enfermos en sus últimos momentos. Esta circunstancia, demuestra la importancia de que el comportamiento de los sanitarios tiene que ser lo más adecuado y positivo posible, para poder ofrecer una mejor calidad de vida a los pacientes moribundos. Esto da lugar a una reducción de las molestias y el dolor, incluso también a su ámbito familiar y amigos más próximos durante el trato con el enfermo terminal, teniendo en cuenta sus últimas voluntades y necesidades para poderlas cumplir y satisfacerlas en todo lo posible. [15, 16]

Adoptar este comportamiento es necesario debido a que, en una gran cantidad de casos, los enfermos en esta situación, suelen mostrar señales que dan lugar a un rechazo al entorno que les rodea. [15, 16]

Entre los diferentes autores y la bibliografía existe un gran consenso acerca de que, los comportamientos y actitudes respecto a la muerte están influenciadas por un numeroso conjunto de variables que pueden llegar a ser: edad, años de experiencia, sexo, etnia, educación, creencia religiosa, primera experiencia con la muerte (cómo fue y cómo afectó), autoconocimiento, personalidad, duración de la enfermedad, presencia de dolor, cultura, profesión y unidad donde desempeñan su trabajo… entre otras. [11]

3. Pedagogía de la muerte

Algunos autores, desde su perspectiva, coinciden en que la educación tiene una serie de deficiencias y carencias, como un queso con agujeros, es decir, una pedagogía inacabada. La "Educación sobre la muerte" se trata como un tema prohibido, un tema tabú, pero el cual es necesario y esencial, por ello debería ser implementado en la enseñanza. Morir es tan corriente como vivir, pero en la educación solo se enseña para vivir. No adecuar la enseñanza para incorporarla, da lugar a que no se eduque para "vivir". [4]

La enseñanza acerca de la muerte, es un contenido que tendría que ser impartida de manera global a lo largo del proceso educativo, y no de manera puntual. Esto se convertiría en una primera etapa, sería una primera fase, una educación elemental para todo el mundo. [15, 16]

La pedagogía acerca de la muerte debería empezar escalonadamente, de abajo a arriba, ya que algunos investigadores llegan al acuerdo de que este tema tabú debería dar comienzo desde la infancia hasta la adolescencia. Con esta implementación en la enseñanza, se podría hablar de la vida como si fuera un árbol, es decir, la muerte serían las raíces que son necesarias para su desarrollo, porque lo opuesto a la muerte no es la vida, sino la ignorancia. [4]

La segunda etapa, trataría un enfoque formativo posterior, un punto de vista dirigido a esas personas que tratan o viven la muerte y todo lo que esta conlleva diariamente. Dentro de esta etapa, están incluidos los sanitarios. [15, 16]

Las causas por las que "la muerte" se encuentra ausente durante la educación, son las siguientes: [3]

1. Falta de costumbre en la educación de manera profesional (Existe un vacío pedagógico en relación a este tema, posiblemente sea causa de que la educación se delegue a otras instituciones)

2. Costumbres y tradiciones en diferentes ámbitos y contextos (entorno familiar, religiones…): Como se ha mencionado en la introducción, durante el transcurso de la historia la muerte se trataba más de cerca en los hogares de la población, al vivirse más de cerca.

Con el paso del tiempo la sociedad ha evolucionado, cambiando hacia un estilo de vida más difuminado, este se centra menos en la familia y lo que ésta incumbe, es decir, su entorno. Estos fundamentos necesitan una reforma pasando por una enseñanza básica acerca de la muerte. Esta formación se debería adecuar al perfil del estudiante, es decir, según la edad de los individuos habrá que impartir la materia de manera diferente a otras, pues según el ser humano se desarrolla, su percepción sobre la muerte, el concepto que tienen, también va evolucionando. [4]

Una formación básica debe incluir unos principios generales a tratar, los cuales son: Miedo a la muerte, el duelo y tipos, a desarrollar técnicas de confrontación y expresión de emociones...

Todos estos temas se pueden tratar y llevar a cabo con distintas herramientas de aprendizaje como: investigando (¿cuánto suele vivir... un perro?...), actividades anticipadoras (ciclo vital de los seres vivos (personas, plantas, animales...), prevención de (acontecimientos, accidentes, enfermedades), situaciones características (soledad, pérdida, tristeza, envejecimiento, deterioro...), sitios relevantes (catástrofes naturales, acto de terrorismo...), conversaciones (exhibición de carteles, mesa redonda...), recursos extraescolares (cementerio de coches o desguace, edificios malditos o embrujados, pueblos deshabitados...). Aplicar estos temas de manera didáctica es relevante y es muy posible que los niños no entiendan las experiencias personales sobre la muerte. Habría que llevar a cabo este proceso de manera más directa a través de una segunda vía, como, por ejemplo, mediante la observación de los animales o los medios de comunicación.[4]

En la enseñanza, todas las personas (profesores, director, padres...) que rodean a los alumnos... tienen diferentes responsabilidades. [4]

4. Actitudes y formación de los profesionales sanitarios

Anteriormente, se mencionó una enseñanza posterior, una segunda fase para profesionales sanitarios. Esto es esencial debido a que normalmente, estos suelen mostrar un comportamiento evasivo hacia los enfermos con mal pronóstico. Esto demuestra una situación de impotencia y culpa en los propios profesionales y se está vinculando por la proximidad de la muerte y el inconveniente de mostrar sentimientos. Este impedimento se presenta a través del contacto estrecho con el paciente y la familia del fallecido. A pesar de esto, los sanitarios son conscientes de la importancia de prestar atención, escuchar y dialogar, ya que creen que necesitan dar y mostrarse como un apoyo en esa circunstancia (empatía) por la gran cantidad de sentimientos que se presentan (miedo, disgusto, rabia, injusticia, shock, impotencia…), pero el gran problema que presentan es que no saben cómo llevarlo a cabo. [8, 9, 12, 13]

Estas emociones más comunes que suelen aparecer a su vez, influyen en el comportamiento de los sanitarios. Son tres: ansiedad, miedo y depresión ante la muerte. Puntualizar que, de estas tres, la última es la menos frecuente. [7, 8, 11, 12, 13]

El miedo y la ansiedad relacionados con la muerte son temas que se llevan relatando desde hace siglos, a pesar de esto, no se sabe todavía cómo disminuir los niveles de éstas en los profesionales, destacando de este grupo a los enfermeros, los cuales, son los que más tiempo viven estas experiencias. Todo esto puede dar lugar a que los sanitarios padezcan el conocido "síndrome de burnout" (estrés crónico debido al vínculo con agentes estresantes psicosociales por la relación con los enfermos que se encuentran en este proceso terminal), otras afecciones mentales como la depresión pueden interferir negativamente en el desempeño de sus competencias. [12, 21, 13]

Son un gran número de sanitarios que se enfrentan a la muerte llegado el momento final de los enfermos, pero hay muchos entre todos ellos que interactúan con una muerte pausada durante un periodo largo de tiempo. Estos profesionales que se acaban de mencionar son aquellos que trabajan en los servicios de "Cuidados Paliativos", dónde están formados por una gran multitud de especialidades (médicos, enfermeros, psicólogos, auxiliares y trabajadores sociales). [7, 11, 26]

Este propósito de mejorar y desarrollar la formación de los profesionales es resultado de la práctica emocional dura y sensación de incomodidad y frustración que conlleva tratar con enfermedades que no se pueden sanar o solucionar y, por tanto, la muerte es incuestionable. Los sanitarios no padecen y sufren solamente por la muerte, sino por todo el proceso que supone. Por ejemplo: desgaste y deterioro mental, sufrimiento, la lucha lenta hasta llegar al desenlace.[7, 13, 29]

Sin duda alguna, posiblemente la situación más difícil en todo el proceso sea notificar una mala noticia, el fallecimiento o anunciar una muerte próxima. Esto puede dar lugar a difíciles desafíos o acontecimientos a los que los sanitarios deben enfrentarse. Los profesionales de enfermería conocen el conflicto al que se puede llegar cuando tratas con personas que rechazan los acontecimientos venideros pues no se encuentran preparados para asimilarlo. [3, 12, 30]

Este momento de tener que anunciar una mala noticia puede dar lugar en los familiares y pacientes una ansiedad que se traduce como la no intención o renuncia a hablar acerca de la muerte o acompañarlos durante este último tiempo de la vida. Todo esto puede conllevar que el sufrimiento que padecía un enfermo terminal pueda agravarse por la falta de diálogo y atención de los profesionales. Normalmente, suele recaer esta responsabilidad de intentar propiciar ayuda, crear un ambiente lo más cálido posible o un bienestar emocional en el personal de enfermería. Esto se podría conseguir ya que es esta categoría profesional es la más próxima y la que más tiempo dedica a los cuidados, pero para ello necesitan una buena formación al respecto y herramientas de afrontamiento. [7, 8, 29]

Debido a esto, es esencial lograr una mejor enseñanza y preparación en los estudiantes (enfermeros, médicos, auxiliares…) para disminuir los niveles de ansiedad, relacionados con la atención en las unidades de paliativos, es importante preparar a los profesionales para enfrentarse a la muerte durante el desarrollo de su trabajo. Pero esto mencionado no solo ha sido exigido por la comunidad científica, sino que también han sido los propios profesionales los que han solicitado esta formación, como, por ejemplo: sanitarios (enfermeros, médicos, alumnos…), profesores, expertos en ética según la literatura. [21, 26]

La literatura en España en relación a los profesionales que trabajan y ejercen cuidados en las unidades de paliativos es muy heterogénea. Para empezar, un estudio seleccionó toda la información relacionada con las carreras de enfermería en las universidades donde se encontraba la asignatura de cuidados paliativos dentro del plan de estudio. El resultado de la investigación fue que, casi en todas las facultades existía dicha asignatura, pero solo en la mitad tenía carácter obligatorio para los alumnos.[7, 8, 29]

En segundo lugar, si comparamos la misma situación, pero con las facultades de medicina, los resultados son todavía más deficientes. Bien es cierto que, con el transcurso del tiempo se han ido incorporando más poco a poco en la formación, pero a pesar de ello, en este momento actual ni en el 50% de los planes de estudio dedica una asignatura a la atención paliativa. [21, 26]

Tras lo declarado por la literatura y valorando la situación a día de hoy, no es sorprendente que en dos de las investigaciones sobre la pedagogía sobre cuidados paliativos en España se trate la importancia y lo esencial que sería impartir a los sanitarios una formación en atención paliativos, ya que durante las anteriores dos décadas se mencionan la insuficiencia de programas de formación. Añadir también, que creen que sería necesario sugerir la creación de nuevas especialidades como la de atención en paliativos dentro de la enfermería. Esto se debe a que, estos profesionales serían capaces y sentirse preparados, si tuvieran unas destrezas y herramientas de comunicación, para alejar sus las reacciones emocionales de los enfermos y poder a ayudarlos en todo lo posible en sus necesidades, dedicar tiempo a la percepción de su situación o aclarar todas las dudas o problemas que puedan tener. [11, 15, 16, 21]

La totalidad de la literatura consultada comenta como argumento principal la formación en atención paliativa. Trata la importancia de que los sanitarios recuerden siempre un concepto fundamental: tienen que tener en saber que no pueden salvar vidas, no rescatan, son profesionales que su objetivo es acompañar y consolar al paciente durante su proceso de enfermedad y adaptación de las emociones y acontecimientos por las que pasan, pues pueden padecer unos altos niveles de vulnerabilidad.

Para poder controlar y reducir estos niveles, señalar la importancia, otra vez, de manifestar los sentimientos y lo esencial de que el profesional sea capaz de sentarse con el paciente, mirarlo y escucharlo. Este es el trabajo que deben realizar los profesionales, ya que trabajan con una muerte próxima pero lenta. [6, 15, 16]

La principal finalidad de esta investigación es analizar la efectividad de la formación sobre la muerte en los cuidados paliativos para reducir el nivel de ansiedad y miedo y, mejorar actitudes para ofrecer unos mejores cuidados a los pacientes.

MATERIAL Y MÉTODOS:

Estrategia de búsqueda

El procedimiento que se siguió para obtener documentos importantes fue mediante las búsquedas electrónicas en diferentes bases de datos como MEDLINE (Pubmed), CINAHL y PsycInfo entre los años 2000 y 2020 siendo este el intervalo de tiempo de búsqueda para esta investigación. El patrón de búsqueda fue planteado para adquirir estudios originales sobre intervenciones acerca de la formación en las unidades de cuidados paliativos para reducir el nivel de ansiedad y miedo y mejorar las actitudes en los profesionales de enfermería.

Para el modelo de búsqueda se llevó a cabo un planteamiento para obtener estudios y trabajos originales que trataran sobre la formación sobre cuidados paliativos en los profesionales de enfermería.

El plan de búsqueda fue diseñado para conseguir investigaciones interesantes y originales con el uso de varios términos en español e inglés entre sí: cuidados paliativos / palliative care, muerte / death, educación continua en enfermería / education, nursing, continuing, ansiedad /anxiety, personal de enfermería / nursing staff.

El primer paso fue, llevar a cabo búsquedas mediante los descriptores y los tesauros de cada una de las bases de datos que se encontraban relacionados con los términos de búsqueda.

A continuación, con la idea de incrementar la sensibilidad del método, a pesar de agrandar el "ruido". Para ello, se crearon con un carácter extensivo, unos listados de términos claves, obtenidos a través de los DeCS – MeSH, que estaban enlazados a las palabras de búsqueda para obtener todo dato y documentos que en sus títulos y/o resúmenes se encontraran dichos términos.

Durante las dos técnicas ejecutadas, los descriptores se encontraban vinculados unos a otros mediante los operadores *booleanos*: mediante el uso de *OR* u O se consiguieron términos claves y, de cada palabra definitoria o descriptor de búsqueda, se enlazaron con el operador AND o Y.

De entre los cinco descriptores elegidos como palabras clave, se combinaron cada término con el resto, pero sin llegar a usar todos al mismo tiempo. En primer lugar, se enlazaron los descriptores "nursing staff" y "palliative care" en título y resumen (AND), y el resto de descriptores se querían encontrar en cualquier campo (OR) se unieron a la primera búsqueda realizada (AND). Los resultados de ambas búsquedas quedan reflejados en las figuras que aparecen más adelante (Figura 1, 2 y 3).

Sin embargo, pese a los resultados los datos obtenidos a través de las búsquedas electrónicas se prefirieron perfeccionar con revisiones manuales de las propias referencias bibliográficas de las investigaciones seleccionadas tras comprobar que cumplían los criterios de inclusión.

Se realizó la misma estrategia en los dos recursos utilizados. Se adjuntan dos figuras de dos esquemas que representan cómo se obtuvieron los resultados a la hora de realizar la búsqueda (Figura 1, 2 y 3).

Criterios de inclusión

Los criterios para incluir las investigaciones más relevantes fueron aquellos estudios en los que se analizaban la efectividad de intervenciones educativas como formación en las unidades de cuidados paliativos para reducir el nivel de ansiedad y mejorar las actitudes en los profesionales de enfermería.

Los estudios que se incorporaron fueron los publicados dentro un intervalo de tiempo determinado, entre el 2000 y 2020, y que se encontraran en español o inglés.

En las investigaciones debía tratarse sesiones (presenciales o no) con los profesionales para poder realizar y poner en práctica herramientas y técnicas de cómo disminuir los niveles de ansiedad y miedo y, mejorar su comportamiento de cara a la muerte y llevar un seguimiento de ello.

Además, en los estudios también era relevante observar o comprobar si la puesta en marcha de una formación para los profesionales sanitarios causaba una mejoría o no, por esta razón, solo se tuvieron en cuenta aquellas investigaciones donde se realizaba un seguimiento.

Por último, comentar que las investigaciones para ser seleccionadas tenían que ser experimentales o quasi-experimentales.

Criterios de exclusión

Los estudios que fueron excluidos se debía a que se encontraban en otro idioma que no fuese el inglés o español prácticamente.

En la selección de las investigaciones se analizaron los títulos y abstract, que contuvieran los descriptores escogidos, para su exclusión o inclusión en la revisión. De todos los estudios encontrados y que aparentaban ser importantes o interesantes por el título y abstract para el estudio, pero se tenían dudas acerca de su inclusión o no, al existir esta discrepancia se solucionó llevando a cabo una lectura completa de la investigación.

Además, se descartaron aquellas investigaciones en las que no se realizaba un seguimiento tras realizar la intervención o formación en los sanitarios, debido a que no se puede conocer si ha sido efectivo con el paso del tiempo.

Para finalizar, el último motivo para excluir algunos estudios fueron los que durante su proceso de formación o tras haberlo finalizado no explicaban qué método habían realizado.

Extracción de datos

La obtención de datos se dividió en dos partes: información relativa acerca del estudio e información sobre las intervenciones. El primer apartado trata la información acerca de la metodología llevada a cabo, diseño seleccionado, año en el que se realiza, lugar de realización, características sociodemográficas (edad / género), los profesionales a los que va dirigido.

El segundo apartado incluye la información acerca de las actividades formativas: en qué consiste dicha intervención, durante cuánto tiempo es llevada a cabo, por quien es desarrollada, las medidas que son evaluadas como resultados (en este caso son dos emociones: ansiedad y miedo), y por último los resultados que se obtienen.

Por último, comentar que el autor de esta investigación realizó la extracción de datos y también utilizó la herramienta gestora bibliográfica, conocida como Mendeley, para una mejor organización de la información y trabajar de una manera más ordenada y eficaz.

<u>Figura 1</u>: Búsqueda en PubMed

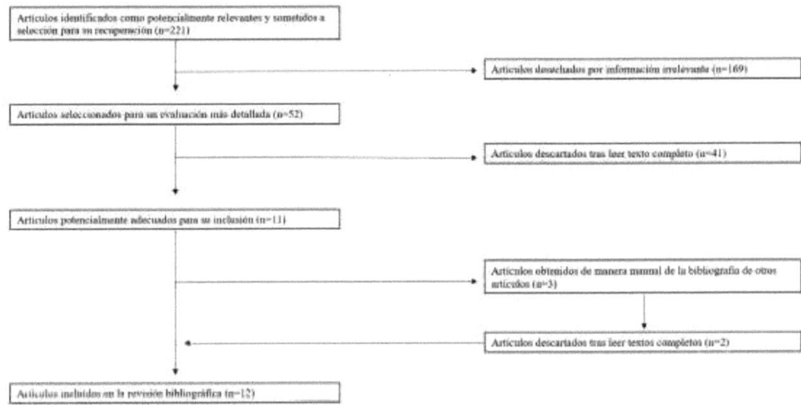

En este diagrama de flujo se contempla los datos recogidos a través de la base de datos PubMed y como se han ido seleccionando y excluyendo las investigaciones según los criterios marcados anteriormente.

<u>Figura 2</u>: Búsqueda en CINAHL

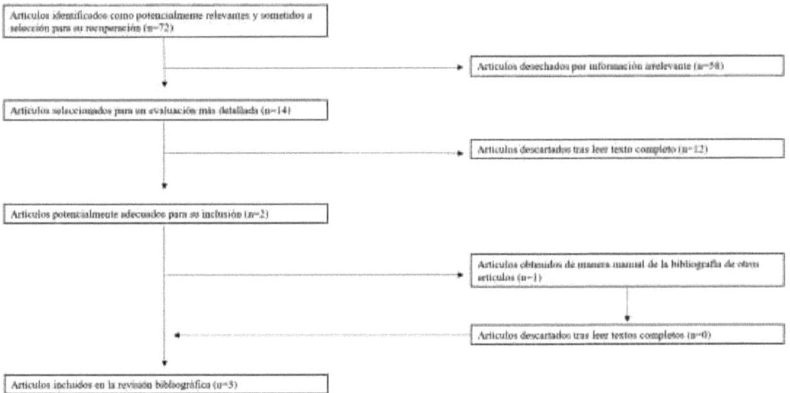

En este diagrama de flujo se contempla los datos recogidos a través de la base de datos CINAHL y como se han ido seleccionando y excluyendo las investigaciones según los criterios marcados anteriormente.

<u>Figura 3</u>: Búsqueda en PsycInfo

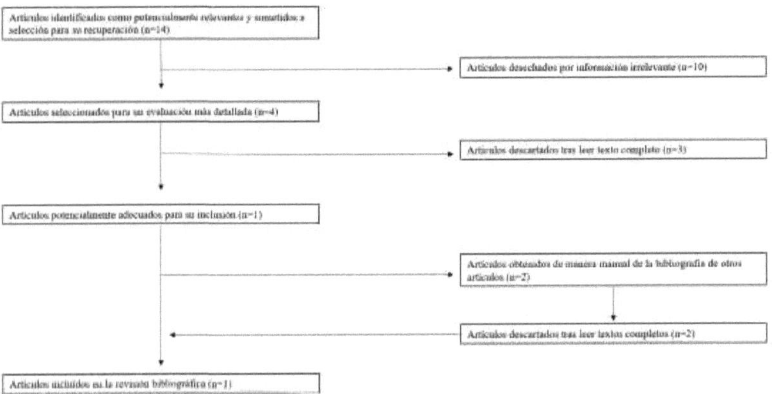

En este diagrama de flujo se contempla los datos recogidos a través de la base de datos PsycInfo y como se han ido seleccionando y excluyendo las investigaciones según los criterios marcados anteriormente.

RESULTADOS:

TABLA 1: Información sobre el artículo y muestra utilizada en este

Artículo	Origen	Diseño	Tamaño muestral		Características profesionales
K Hegedeus, et al (2008)	Hungría	Cuasi experimental	85 sanitarios	47 alumnos	Sanitarios y alumnos universitarios de enfermería. Predominio de género femenino (aunque poca diferencia) (Edad media= 28.7)
Joaquín Tomás-Sábado y Eulalia Guix Llistuella (2001)	España	Cuasi experimental	88 enfermeros	62 auxiliares	Enfermeros y auxiliares. Predominio de género femenino (Edad media= 34.84 años)
Cara L.Wallace, et al (2017)	EEUU	Cuasi experimental	39		Alumnos universitarios inscritos a la asignatura "Muerte y Morir". Predominio de género femenino (19-58 años)

Artículo	Origen	Diseño	Tamaño muestral	Características profesionales
Maritza Maza Cabrera et al (2009)	España	Cuasi experimental	157	Sanitarios enfermeros. Predominio de género femenino. (edad media= 29.87)
Alan E. Steawart (2000)	EEUU	Cuasi experimental	240	Enfermeros. Predominio de género masculino (aunque con poca diferencia) (Edad media= 44.2)
Ramón Colell Brunet, et al (2003)	España	Cuasi experimental	150	Alumnos de enfermería de primero de carrera. Predominio de género femenino. (Edad media 19.9)
Mercedes Zavala Gutiérrez, et al (2008)	Chile	Cuasi experimental	157	Enfermeros. Predominio de género femenino. (Edad media= 33.67)

Artículo	Origen	Diseño	Tamaño muestral	Características profesionales
Carol Gouveia Melo y Jenny Bilings (2018)	Portugal	Cuasi experimental	150	Profesionales de enfermería, la mayoría de sexo femenino. (Edad media = 44.6 años)
Montserrat Edo Gual (2015)	España	Cuasi experimental	772	Alumnos de enfermería. Predominio de género femenino (Edad media= 20.54)
Irene Searles McClatchey y Steve King (2015)	EEUU	Experimental	256	Enfermería. Predominio de género femenino. (Edad media = 28.21)
SH Wong (2012)	China	Cuasi experimental	124	Alumnos de la carrera de enfermería. Predominio de género femenino (pero con poca diferencia) (Edad media= 19-73 años)

Artículo	Origen	Diseño	Tamaño de la muestra		Características profesionales
Amor Aradilla Herrero (2006)	España	Cuasi experimental	65		Clase de 3º de enfermería inscritos cuidados paliativos. Predominio de género femenino (20-25 años)
Y Masuda, et al (2006)	Japón	Cuasi experimental	1004		Estudiantes de enfermería, la mayoría era de género femenino (Edad media= 23.8)
Jane M. Kurz y Evelyn R. Hayes (2006)	EEUU	Cuasi experimental	50		Enfermeros. Predominio de género femenino (Edad media= 43.7)
Esther Mok, et al (2019)	Japón	Cuasi experimental	96		Alumnos de enfermería. Predominio de género femenino. (edad media= 22.3)
Lourdes Chocarro González (2010)	España	Experimental	35 enfermeros	14 médicos	Profesionales sanitarios de enfermería y medicina. Mayoría femenina enfermería (Edad media 27.2 años)

TABLA 2: Información acerca de la intervención llevada en cada uno de los estudios

Estudio	Acción / Intervención	¿En qué consiste?	Duración	¿Quién lo lleva a cabo?	Instrumento de medición	Variable resultado	Valores estadísticos
K Hegedeus, et al (2008)	Formación realizada sobre la muerte y uso del cuestionario "Miedo a la muerte"	Formación obligatoria a profesionales y alumnos. Curso impartido en la universidad y hospital. Materia relacionada con el miedo a la muerte	Duración: 14 días (2 horas cada día) Seguimiento: 3 meses	Enfermería	Escala de Ansiedad ante la Muerte (DAS) Cuestionario de Actitud hacia la Muerte (CAM)	Actitudes y ansiedad ante la muerte	Resultados diferentes en las lecturas entre las mediciones previas y posteriores a la intervención. $P \leq 0.05$

Estudio	Acción / Intervención	¿En qué consiste?	Duración	¿Quién lo lleva a cabo?	Instrumento de medición	Variable resultado	Valores estadísticos
Joaquín Tomás y Eulalia Guix Llistuell a (2001)	Intervenciones para apoyar y conducir al paciente en el proceso de muerte	Formación intensiva voluntaria, gratuita en horario laboral. El objetivo consiste en identificar la ansiedad y enfrentarse a ella con estrategia.	Duración: 35 horas (4 días) Seguimiento: no indicado	Docentes con especialidad en C.Paliativos	Escala de Ansiedad ante la Muerte (DAS) Cuestionario de Actitud hacia la Muerte (CAM)	Ansiedad y actitudes ante la muerte	Resultados diferentes en las lecturas entre las mediciones previas y posteriores a la intervención. P=0.038

Estudio	Acción / Intervención	¿En qué consiste?	Duración	¿Quién lo lleva a cabo?	Instrumento de medición	Variable resultado	Valores estadísticos
Cara L.Wallace, et al (2017)	Formación sobre la muerte y uso de un pre y post test sobre las actitudes ante la muerte	Formación obligatoria y presencial Trata comportamien tos ante la primera experiencia de la muerte.	Duración: no indicado Seguimiento: 6 meses	Docentes con especialidad en C.Paliativos	Death anxiety inventory (DAI) Cuestionario de Actitud hacia la Muerte (CAM)	Ansiedad ante la muerte y actitudes	Resultados diferentes en las lecturas entre las mediciones previas y posteriores a la intervención. P=0.026

Estudio	Acción / Intervención	¿En qué consiste?	Duración	¿Quién lo lleva a cabo?	Instrumento de medición	Variable resultado	Valores estadísticos
Maritza Maza Cabrera et al (2009)	Valorar los comportamien tos y actitud de enfermería ante la muerte de pacientes (relacionada con factores que la condicionan)	Formación voluntaria llevada a cabo en la sala de juntas. Trata los condicionante s más frecuentes que condicionan la actitud de los profesionales	No indicado	Docentes de enfermería con especialidad	3 escalas: 1. Característic as Biosociodem ográficas (adaptada), 2. Escala de medición de Actitud ante la Muerte, 3. (CAM)	Actitud ante la muerte	Resultados diferentes en las lecturas entre las mediciones previas y posteriores a la intervención. P= 0.024

Estudio	Acción / Intervención	¿En qué consiste?	Duración	¿Quién lo lleva a cabo?	Instrumento de medición	Variable resultado	Valores estadísticos
Alan E. Steawart (2000)	Formación sobre la primera vivencia sobre la muerte antes y después del fallecimiento del paciente	Formación voluntaria. Trata técnicas de comunicación para notificar malas noticias.	Duración: 24 semanas (4 horas semanales) Seguimiento: 3 años	Docentes que imparten la asignatura de cuidados paliativos	Escala de Ansiedad ante la Muerte (DAS) Escala de Medición de Actitud ante la Muerte	Ansiedad ante la muerte y experiencia en la notificación de la muerte (actitud)	Resultados diferentes en las lecturas entre las mediciones previas y posteriores a la intervención. P= 0.042

Estudio	Acción / Intervención	¿En qué consiste?	Duración	¿Quién lo lleva a cabo?	Instrumento de medición	Variable resultado	Valores estadísticos
Ramón Colell Brunet, et al (2003)	Actuación para examinar los comportamientos, creencias y emociones de los alumnos ante la muerte	Durante la asignatura de cuidados paliativos. Voluntario.	Duración: 6 horas semanales Seguimiento: 4 meses	Docentes que imparten la asignatura de cuidados paliativos	Escala de preferencias profesionales, escala de ansiedad ante la muerte y cuestionario de factores que ayudan a morir	Preferencias de los estudiantes, ansiedad y actitudes ante la muerte	Resultados diferentes en las lecturas entre las mediciones previas y posteriores a la intervención. P=0.026

Estudio	Acción / Intervención	¿En qué consiste?	Duración	¿Quién lo lleva a cabo?	Instrumento de medición	Variable resultado	Valores estadísticos
Mercedes Zavala Gutiérrez, et al (2008)	Uso de cuestionarios para saber las actitudes de enfermería	Formación voluntaria, relacionado con las actitudes de los profesionales durante de la muerte de un enfermo.	Duración y seguimiento: no indicado	Docentes de enfermería	Escala de Medición de Actitud ante la Muerte y el Cuestionario de Actitud hacia la Muerte (CAM)	Actitud y muerte	Resultados diferentes en las lecturas entre las mediciones previas y posteriores a la intervención. P= 0.0014

Estudio	Acción / Intervención	¿En qué consiste?	Duración	¿Quién lo lleva a cabo?	Instrumento de medición	Variable resultado	Valores estadísticos
Carol Gouveia Melo y Jenny Bilings (2018)	Cuestionarios y actuaciones (AMARA) acerca de la ansiedad y el temor ante la muerte	Terapias en grupo e intervenciones experimentale s voluntarias, tratando casos simulados	Duración: 36 horas (6 días) Seguimiento: no indicado	Docentes en cuidados paliativos	Fear Evaluation Scale (FES)	Ansiedad y miedo ante la muerte	Resultados diferentes en las lecturas entre las mediciones previas y posteriores a la intervención. P=0.007

Estudio	Acción / Intervención	¿En qué consiste?	Duración	¿Quién lo lleva a cabo?	Instrumento de medición	Variable resultado	Valores estadísticos
Montser rat Edo Gual (2015)	Programa de formación al final de la vida para reducir los niveles de ansiedad y miedo ante la muerte	Formación obligatoria para reducir los niveles de ansiedad mediante la asistencia en clase de los estudiantes.	Duración: no se indica Seguimiento: no indicado	Docentes de enfermería	Collet-Lester Fear of Death Scale-CLFDS y Death Anxiety Inventory	Ansiedad y miedo ante la muerte	Resultados diferentes en las lecturas entre las mediciones previas y posteriores a la intervención. P= 0.038

Estudio	Acción / Intervención	¿En qué consiste?	Duración	¿Quién lo lleva a cabo?	Instrumento de medición	Variable resultado	Valores estadísticos
Irene Searles McClatc hey y Steve King (2015)	Clases formativas acerca del miedo y la ansiedad ante la muerte	Formación voluntaria impartida durante el trimestre. Temario en paliativos	Duración: 16 semanas Seguimiento: no indicado	Docentes de enfermería	Death anxiety inventory [DAI] Collet-Lester Fear of Death Scale-CLFDS	Ansiedad y miedo ante la muerte	Resultados diferentes en las lecturas entre las mediciones previas y posteriores a la intervención. P= 0.021

Estudio	Acción / Intervención	¿En qué consiste?	Duración	¿Quién lo lleva a cabo?	Instrumento de medición	Variable resultado	Valores estadísticos
Amor Aradilla Herrero y Joaquín Tomás Sábado (2006)	Actuación educativa sobre las emociones acerca de la muerte	Formación presencial orientada al reconocimiento de las emociones propias y ajenas	Duración: 30 horas Seguimiento: no indicado	Docentes de la carrera de enfermería	Death anxiety inventory (DAI)	Ansiedad ante la muerte	Resultados diferentes en las lecturas entre las mediciones previas y posteriores a la intervención. $P = 0.023$

Estudio	Acción / Intervención	¿En qué consiste?	Duración	¿Quién lo lleva a cabo?	Instrumento de medición	Variable resultado	Valores estadísticos
SH Wong (2012)	Intervención para conocer el vínculo entre las creencias y la propia muerte	Asignatura voluntaria acerca de cuidados paliativos sin remuneración en la facultad.	Duración: 9 semanas (3,5h semanales) 8 meses (seguimiento)	Docentes de la carrera de enfermería	Superstition Paranormal Scale Belief	Creencias y ansiedad ante la muerte	Resultados diferentes en las lecturas entre las mediciones previas y posteriores a la intervención. P=0.03

Estudio	Acción / Intervención	¿En qué consiste?	Duración	¿Quién lo lleva a cabo?	Instrumento de medición	Variable resultado	Valores estadísticos
Y Masuda, et al (2006)	Formación sobre la muerte con el objetivo de reducir los niveles de ansiedad	Formación optativa y voluntaria sobre la muerte impartida en la universidad.	Duración: no indicado Seguimiento: 2 años	Docentes de la carrera de enfermería	Death anxiety inventory [DAI]	Ansiedad ante la muerte	Resultados diferentes en las lecturas entre las mediciones previas y posteriores a la intervención. P=0.041

Estudio	Acción / Intervención	¿En qué consiste?	Duración	¿Quién lo lleva a cabo?	Instrumento de medición	Variable resultado	Valores estadísticos
Jane M. Kurz y Evelyn R. Hayes (2006)	Curso acerca de la ansiedad (ELNEC) en enfermeros ante la muerte	Curso ELNEC orientada a la técnica basada en problemas vinculada con la ansiedad de los sanitarios	Duración: no indicado Seguimiento: 6 meses	Docentes de cuidados paliativos	Death anxiety inventory [DAI]	Ansiedad ante la muerte	Resultados diferentes en las lecturas entre las mediciones previas y posteriores a la intervención. $P \leq 0.05$

Estudio	Acción / Intervención	¿En qué consiste?	Duración	¿Quién lo lleva a cabo?	Instrumento de medición	Variable resultado	Valores estadísticos
Esther Mok, et al (2001)	Formación basada en problemas para disminuir los niveles de ansiedad ante la muerte	Formación impartida con herramientas basada en problemas en la universidad	Duración: 3 meses (3h semanales) Seguimiento: 1 año	Docentes con especialidad	Death anxiety inventory [DAI]	Ansiedad ante la muerte	Resultados diferentes en las lecturas entre las mediciones previas y posteriores a la intervención. P= 0.032

Estudio	Acción / Intervención	¿En qué consiste?	Duración	¿Quién lo lleva a cabo?	Instrumento de medición	Variable resultado	Valores estadísticos
Lourdes Chocarro González (2010)	Formación acerca de la muerte para reducir la ansiedad	Formación intensiva voluntarias en la sala de juntas de la unidad de paliativos para tratar estrategias de comunicación.	Duración: 15 horas Seguimiento: no indicado	Docentes sanitarios	Death anxiety inventory [DAI]	Ansiedad ante la muerte	Resultados diferentes en entre las mediciones previas y posteriores a la intervención. P= 0.038

Descripción de los artículos seleccionados

La descripción de los datos obtenidos de los artículos se dividirá en dos partes, de la misma manera que se encuentran en las tablas.

Los resultados de la tabla 1 muestran una gran cantidad de artículos procedentes de diferente origen, es decir, distintas culturas, pero predominando los estudios en Españas seguidos de los estadounidenses. Los diseños de los estudios fueron "Quasi-experimentales" a excepción de un par que fueron experimentales. [1, 2, 5, 7, 11, 13-16, 21, 24-27, 29, 30]

Las muestras de las investigaciones se encuentran en un intervalo que comprenden desde 39 hasta 1004 participantes, dando lugar a una gran diferencia en los tamaños muestrales entre las investigaciones. Entre los estudios, los individuos poseían diferentes características entre los que se hallaban profesionales de distintas especialidades (médicos, enfermeros y auxiliares) y alumnos. La presencia de estudiantes provocó que los intervalos de edad media fueran muy dispares entre ellos y los profesionales según los estudios. Esto daba lugar a que el rango de edad media fuese muy distinto siendo en los estudiantes, entre 19.9 a 23.8 años, y los profesionales, de 27.2 a 44.6 años, según la investigación. El género femenino fue mayor predominante prácticamente en casi todas las investigaciones, pero no en todos, esto se debe a día de hoy las profesiones dedicados al cuidado de las personas suelen estar predominadas por mujeres todavía, aunque con el paso del tiempo se va viendo una tendencia al equilibrio en los equipos. [1, 2, 5, 7, 11, 13-16, 21, 24-27, 29, 30]

Es relevante destacar que en los estudios donde se realiza la formación de manera presencial y obligatoria con todos los miembros de la unidad se obtuvieron resultados más positivos, debido a que llevar a cabo el seguimiento es más fácil comparado con el resto de intervenciones. [5, 13, 15, 26, 30]

Los resultados de la tabla 2 se interpretaron en dos partes, en primer lugar, las actuaciones que iban orientadas a tratar las actitudes y comportamientos ante la muerte de los sanitarios y, por el otro lado, las investigaciones se centraban en la ansiedad que la propia muerte causaba.

En primer lugar, las investigaciones orientadas a los comportamientos o actitudes fueron un total de siete. En el resto, la mayoría de ellas, se llevó a cabo clases formativas sobre la actitud acerca de la muerte, pero tratando el tema a trabajar de manera distinta.

Estas intervenciones fueron presenciales y entre todos ellas la gran mayoría era de carácter voluntario. La formación se llevó a cabo en diferentes lugares como: la universidad (asignatura de C. Paliativos, salón de actos…) o el hospital (sala de juntas, servicios de C. Paliativos…). [1, 2, 5, 7, 11, 13, 14]

Los temas que se tratan en las distintas intervenciones, fueron las siguientes: actitudes frente a la primera experiencia de muerte (miedo, evasión…), se trabajaron algunos de los factores que afectaban y condicionaban a los participantes según (etnia, género, religión edad, etc.), factores que condicionan la forma de aceptar la muerte (edad, género, etnia, …), influencia de las creencias y emociones en las actitudes (religión, cultura…). Algunos de los artículos no eran transparentes sobre los contenidos que trataban, simplemente decían que impartían "materia relacionada con la muerte" en la que se incluía: significado de muerte, duelo, el miedo al más allá… [1, 2, 5, 7, 11, 13, 14]

Respecto al tiempo dedicado a las intervenciones en los estudios hay que diferenciar dos cosas: tiempo dedicado a la formación y seguimiento. En primer lugar, dentro del tiempo dirigido a la formación hay una variedad importante, ya que el intervalo va desde las 35 horas, siendo el más breve, hasta 96 horas. En segundo lugar, relacionado con el seguimiento, va desde 24 semanas hasta 3 años dependiendo la investigación. Esto era relevante, el tiempo dedicado de formación y a su seguimiento. Pero, hay que destacar que en varios estudios no era indicado la duración de las sesiones, ya que uno no se estimaba un tiempo determinado,[2, 7, 11]

La formación fue llevada a cabo a través de sanitarios, sobre todo docentes y profesionales de enfermería con especialidad en atención paliativa. Los instrumentos y métodos de medición de la información que se utilizaron fueron: Cuestionario de Actitud hacia la Muerte (CAM), escala de Medición de Actitud ante la Muerte y la Escala de preferencias profesionales. [1, 2, 5, 7, 11, 13, 14]

En cuanto a la efectividad de las intervenciones todas destacaron por mostrar diferencias estadísticamente significativas en las variables resultados ($p \leq 0.05$). [1, 2, 5, 7, 11, 13, 14]

En segundo lugar, las investigaciones orientadas a las emociones fueron nueve del total. Un gran parte de ellas llevaron a cabo una formación acerca de las emociones que aparecen cuando llega la muerte, destacar la ansiedad y el miedo, pero cabe destacar que cada programación utilizó una estrategia diferente para abordar el tema a tratar, por ejemplo: puesta en marcha de problemas (clases pedagógicas para aprender y resolver acontecimientos que pueden presentarse en la realidad), terapias y actuaciones de supuestos en grupo (exposiciones de sus vivencias y realización de simulacros dónde ver qué se podía mejorar), reconocimiento y análisis de emociones (actividad individual en la que se analizaban las emociones presentadas por un paciente)... [15-16, 21, 24-27, 29, 30]

Todas las investigaciones se llevaron a cabo de manera presencial, voluntarias y sin remuneración. Los cursos se realizaron en las universidades (aulas, salón de actos de la facultad...) como en el hospital (unidad de cuidado paliativos). [15-16, 21, 24-27, 29, 30]

De la misma manera que las investigaciones vinculadas con los comportamientos, respecto a la duración de los estudios se distinguen en que el tiempo que se destina a la preparación y desarrollo de los individuos y el tiempo dedicado al seguimiento y control. Respecto al periodo destinado a la formación hay una variedad que oscila en un intervalo entre 15 hasta 36 horas. El responsable de que en esta agrupación de investigaciones no exista tanta disparidad puede ser que se deba a que en muchas investigaciones estos valores no estén especificados. En relación a la duración de los controles o el seguimiento, varía desde los 6 meses hasta un máximo de 2 años. [15, 26, 27, 30]

Respecto a los encargados de impartir la formación en los diferentes estudios comentar el predominio de docentes de la carrera de enfermería, pero en algunas investigaciones eran profesionales sanitarios. Dentro los instrumentos de medida que se eligieron el más predominante fue "Death anxiety inventory (DAI)", pero también se encontraban otros como: Superstition Paranormal Scale Belief, Collet-Lester Fear of Death Scale-CLFDS, Multidimensional escala de miedo a la muerte (MFODS) y Fear Evaluation Scale (FES). [15-16, 21, 24-27, 29, 30]

Para finalizar, sobre la efectividad de los trabajos comentar que el total de ellos demostraron diferencias estadísticamente significativas en su variable resultado ($p \leq 0.05$), entre los grupos experimental y control y, también en los grupos pre y pos-test. [15-16, 21, 24-27, 29, 30]

DISCUSIÓN

Este artículo, revisión, llevado a cabo tuvo como objetivo analizar el efecto beneficioso de una formación en las unidades de cuidados paliativos para reducir el nivel de ansiedad y miedo y mejorar las actitudes en los profesionales de enfermería. Pese a la gran cantidad de investigaciones que hay en la literatura, y lo variadas que son entre ellas, se eligieron sólo las que llevaban a cabo un seguimiento.

El estudio se encuentra formado por dieciséis artículos, de ellos, la mayoría concluyeron en que los profesionales que participaron en la formación impartida consiguieron mejorar y disminuir sus niveles de ansiedad y miedo ante la muerte.

Algo relevante para señalar acerca de las investigaciones elegidas es que se puede contemplar una gran variedad de técnicas y modos como estrategia empleada sobre la cantidad de sesiones, duración y periodo de seguimiento. Debido a esta poca homogeneidad, se complica llegar al consenso sobre cuál es el número, duración e intervalo de sesiones más adecuado. Esto agrava la monitorización de los datos obtenidos de una manera más correcta.

Pero, a pesar de lo expuesto, muchos estudios e investigadores llegan al consenso de que esta formación no debería ser un proceso puntual, pues, habría que repetir dichos programas para no perder los efectos positivos y lo aprendido. Por ello, recomiendan un mínimo de 6 meses de duración para observar y comparar los efectos en los profesionales, no es algo demostrado.

La formación es llevada a cabo por sanitarios cualificados debido al tema que tratan, es cierto que la muerte afecta a toda la población, pero no todas las personas se encuentran preparadas para tratar este tema.

Un grupo de las investigaciones sugieren que esta enseñanza debería incluirse desde las primeras etapas de la vida, por ejemplo, la infancia. Para poder continuar con dicha formación de una manera más profesional con las personas que van a tratar con ella diariamente. [10,19,23]

La enseñanza acerca de la muerte da lugar a un gran número de nuevos conceptos y aprendizajes que favorecen dar una respuesta o solución a todas aquellas situaciones a las que una persona se puede enfrentar. Entonces, educar sobre la muerte favorece una educación en valores y para la paz, en definitiva, te enseña a vivir. [7, 19, 22]

Siguiendo con nuestra argumentación, la formación en cuidados paliativos conlleva muchos beneficios. Algunos de los más destacados podrían ser: Mejoría de la comunicación con el paciente terminal y su entorno, desarrollo de la empatía, ayuda a la toma de decisiones… y todos estos aspectos contribuirán a conseguir una actitud positiva en los profesionales. [14, 17, 28]

Para finalizar, los estudios recalcan que la esperanza de vida ha aumentado a causa de los avances médicos, pero, es esencial que los sanitarios estén bien formados para trabajar de un modo más satisfactorio con los pacientes. [8, 11 22]

Sobre todo, en el momento en el que la medicina ya no puede dar nada para curar, ya que solo está la opción de cuidar a los enfermos hasta su último momento. Por esto y, todo lo ya mencionado, los profesionales sanitarios deben conservar una actitud y comportamiento positivo a la hora de hacer frente a esta situación. [15, 16, 23]

Limitaciones del estudio

A pesar de que los datos obtenidos son contundentes, es relevante tener presente las limitaciones que han habido durante esta investigación. La primera de las limitaciones fue la incapacidad de acceder a algunos artículos publicados. La segunda es inherente al empleo de búsquedas electrónicas y obtención de documentos. Ha priorizado siempre la sensibilidad durante todo el proceso estratégico, por ello, se completaron las búsquedas electrónicas en base de datos con búsquedas manuales y el rastro de referencias. La tercera, y para finalizar, fue no haber considerado el uso de la literatura médica gris.

Como conclusión, se puede decir que los cursos formativos y educativos acerca de la muerte y la atención paliativa en entornos tanto universitarios como hospitalarios, a través del seguimiento, disminuyen los niveles de ansiedad y miedo de los sanitarios y alumnos, modificando sus comportamientos y actitudes sobre la muerte al obtener herramientas y técnicas de afrontamiento.

BIBLIOGRAFÍA

1. Almeida, L. F. de, & Falcão, E. B. M. (2013). *Representación social de la muerte entre los profesionales sanitarios: Una aproximación psicosociológica desde el análisis del discurso. Psicologia Escolar e Educacional* (Vol. 37). https://doi.org/10.1590/1809-584420143

2. Tomás Sábado, J., & Guix Llistuella, E. (2001). Ansiedad ante la muerte: efectos de un curso de formación en enfermeras y auxiliares de enfermería. *Enfermería Clínica, 11*(3), 104–109. https://doi.org/10.1016/S1130-8621(01)73697-2

3. Una, I. A., & La, P. D. E. (2007). LA EDUCACIÓN PARA LA VIDA-MUERTE:, *17*. Retrieved from https://dialnet.unirioja.es/descarga/articulo/2392479.pdf

4. De, A., & Cortina, M. (2008). La Educación Para La Muerte Como Ámbito Formativo : Más, *5*, 409–424. Retrieved from https://revistas.ucm.es/index.php/PSIC/article/viewFile/PSIC0808220409A/15442

5. Wallace, C. L., Cohen, H. L., & Jenkins, D. A. (2017). La transformación de actitudes y ansiedades de los estudiantes hacia la muerte y la pérdida: el papel de las experiencias de muerte antes.

6. Pires, J. H. (n.d.). Educación para la muerte.

7. Cabrera, M., Zavala Gutiérrez, M., & Merino Escobar, J. M. (2008). Actitud Del Profesional De Enfermeria Ante La Muerte De Pacientes. *CIENCIA Y ENfERMERIA XV*, (1), 39–48. https://doi.org/10.4067/S0717-95532009000100006

8. López Palomo, I., & García Sánchez, R. (2008). Actitud de una Enfermera ante la Muerte. *Enfermería Docente*, *88*, 28–30. Retrieved from http://www.juntadeandalucia.es/servicioandaluzdesalud/huvvsites/default/fi les/revistas/ED-88-08.pdf

9. Celma Perdigon, A. G., & Strasser, G. (2015). El proceso de muerte y la enfermería: un enfoque relacional. Reflexiones teóricas en torno a la atención frente a la muerte. *Revista de Saúde Coltiva*, *25*(2), 487–500. https://doi.org/10.1590/S0103-73312015000200009

10. Criado-Álvarez, J. J., González González, J., Romo Barrientos, C., Ubeda-Bañon, I., Saiz-Sanchez, D., Flores-Cuadrado, A., … Mohedano-Moriano, A. (2017). Learning from human cadaveric prosections: Examining anxiety in speech therapy students. *Anatomical Sciences Education*, *10*(5), 487–494. https://doi.org/10.1002/ase.1699

11. Almeida, L. F. de, & Falcão, E. B. M. (2013). *Representación social de la muerte entre los profesionales sanitarios: Una aproximación psicosociológica desde el análisis del discurso. Psicologia Escolar e Educacional* (Vol. 37). https://doi.org/10.1590/1809-584420143

12. Santos, M. A., & Hormanez, M. (2013). The attitude among nursing professionals and students when facing death: a review of the scientific literature of the last decade. *Science & Collective Health*, *18*, 2757–2768. https://doi.org/10.1590/S1413-81232013000900031

13. Colell Brunet, R., Limonero García, J. T. ., & Otero, M. D. (2003). Actitudes y emociones en estudiantes de enfermería ante la muerte y la enfermedad terminal. *Investigación En Salud*, *V*(2). Retrieved from http://www.redalyc.org/html/142/14250205/%0Ahttp://www.redalyc.org/art

iculo.oa?id=14250205%0Ahttp://www.redalyc.org/html/142/14250205/%0
Ahttp://www.redalyc.org/articulo.oa?id=14250205

14. Melo, C. G., & Billings, J. (2017). Including personal development in palliative care education to address death anxiety. *International Journal of Palliative Nursing, 23*(1), 36–45. https://doi.org/10.12968/ijpn.2017.23.1.36

15. Maza Cabrera, M., Zavala Gutiérrez, M., & Escobar, J. M. (2009). Actitud Del Profesional De Enfermería Ante La Muerte De Pacientes. *Ciencia Y Enfermería, 15*(1). https://doi.org/10.4067/S0717-95532009000100006

16. Edo-Gual, M. (2015). Actitudes ante la muerte y factores relacionados de los estudiantes de enfermería en la comunidad autónoma de Catalunya. *Tesis Doctoral Actitudes Ante La Muerte Y Factores Relacionados de Los Estudiantes de Enfermería.*, 158. Retrieved from http://www.tdx.cat/handle/10803/317380

17. Onyechi, K. C. N., Onuigbo, L. N., Eseadi, C., Ikechukwu-Ilomuanya, A. B., Nwaubani, O. O., Umoke, P. C. I., … Utoh-Ofong, A. N. (2016). Effects of rational-emotive hospice care therapy on problematic assumptions, death anxiety, and psychological distress. *International Journal of Environmental Research and Public Health, 13*(9), 1–14. https://doi.org/10.3390/ijerph13090929

18. Brown, A. J., Shen, M. J., Urbauer, D., Taylor, J., Parker, P. A., Carmack, C., … Bodurka, D. C. (2016). Room for improvement: An examination of advance care planning documentation among gynecologic oncology patients. *Gynecologic Oncology, 142*(3), 525–530. https://doi.org/10.1016/j.ygyno.2016.07.010

19. Collazo, I. V. M., & Tatum, W. O. (2016). Sudden unexpected death in oncology (SUDEP): Are all your patients informed? *Neurologist*, *21*(4), 66–71. https://doi.org/10.1097/NRL.0000000000000083

20. Kim, B. R., Cho, O. H., & Yoo, Y. S. (2016). The effects of Dying Well Education Program on Korean women with breast cancer. *Applied Nursing Research*, *30*, 61–66. https://doi.org/10.1016/j.apnr.2015.11.007

21. McClatchey, I. S., & King, S. (2015). The impact of death education on fear of death and death anxiety among human services students. *Omega (United States)*, *71*(4), 343–361. https://doi.org/10.1177/0030222815572606

22. Cox, C. R., Eaton, S., Ekas, N. V., & Van Enkevort, E. A. (2015). Death concerns and psychological well-being in mothers of children with autism spectrum disorder. *Research in Developmental Disabilities*, *45–46*, 229–238. https://doi.org/10.1016/j.ridd.2015.07.029

23. Stella, M. (2016). Befriending death: A mindfulness-based approach to cultivating self-awareness in counselling students. *Death Studies*, *40*(1), 32–39. https://doi.org/10.1080/07481187.2015.1056566

24. Wong, S. H. (2013). Does superstition help ? a study of the role of superstitions and death beliefs on death anxiety, *65*(1), 55–70. Retrieved from http://journals.sagepub.com/doi/pdf/10.2190/OM.65.1.d

25. Hegedus, K., Zana, Á., & Szabó, G. (2008). Effect of end of life education on medical students' and health care workers' death attitude. *Palliative Medicine*, *22*(3), 264–269. https://doi.org/10.1177/0269216307086520

26. McClatchey, I. S., & King, S. (2015). The impact of death education on fear of death and death anxiety among human services students. *Omega (United States)*, *71*(4), 343–361. https://doi.org/10.1177/0030222815572606

27. Kurz, J. M., & Hayes, E. R. (2006). End of life issues action: impact of education. *International Journal of Nursing Education Scholarship*, *3*(1), Article 18. https://doi.org/10.2202/1548-923X.1189

28. Mooney, D. C. (2005). Tactical reframing to reduce death anxiety in undergraduate nursing students. *American Journal of Hospice and Palliative Medicine*, *22*(6), 427–432. https://doi.org/10.1177/104990910502200607

29. Mok, E., Wai, & Kam-yuet, F. (2002). The issue of death and dying: Employing problem-based learning in nursing education. *Nurse Education Today*, *22*(4), 319–329. https://doi.org/10.1054/nedt.2001.0708

30. Stewart, A. E., Lord, J. H., & Mercer, D. L. (2000). A survey of professionals' training and experiences in delivering death notifications. *Death Studies*, *24*(7), 611–631. https://doi.org/10.1080/07481180050132811

31. MARTI-GARCIA, Celia, et al. Formación en cuidados paliativos y efecto en la evaluación emocional de imágenes de muerte. Medicina Paliativa, 2016, vol. 23, no 2, p. 72-78.

32. GALIANA, Laura, et al. Validación confirmatoria de la Escala de Afrontamiento de la Muerte en profesionales de cuidados paliativos. Medicina Paliativa, 2017, vol. 24, no 3, p. 126-135.

33. HERNÁNDEZ QUINTERO, Odalys Tomaida, et al. Nivel de información sobre cuidados paliativos en médicos residentes. Educación Médica Superior, 2015, vol. 29, no 1, p. 14-27.

34. GONZÁLEZ, María Cristina. Cuidados Paliativos. Hacia una medicina de la compasión. Salus, 2005, vol. 9, no 1, p. 47-60.

35. ASTUDILLO, W.; MENDINUETA, C.; CASADO, A. Cómo afrontar mejor las pérdidas en cuidados paliativos. Revista de la Sociedad Española del Dolor, 2007, vol. 14, no 7, p. 511-526.

36. BOUZA, E. Tizón; TORRADO, R. Vázquez. Enfermería en cuidados paliativos: hospitalización durante los últimos días de vida. Enfermería global, 2004, vol. 3, no 2.

37. PIEDRAFITA-SUSÍN, A. B., et al. Percepciones, experiencias y conocimientos de las enfermeras sobre cuidados paliativos. 2015, vol. 26, no 4, p. 153-165.

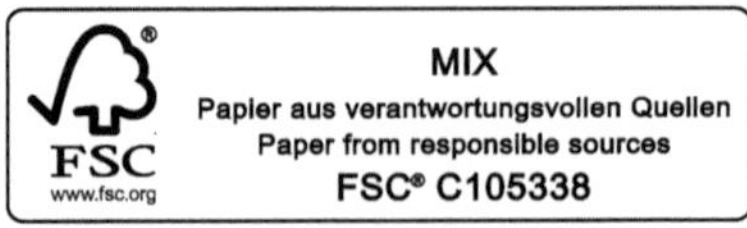

Printed by Books on Demand GmbH, Norderstedt / Germany